见此图标 微信扫码 助你轻松备考！

中医医师规范化培训结业理论考核模拟试题

（中医全科专业）

化学工业出版社
·北京·

A1 答题说明

试题由一个题干与A、B、C、D、E五个备选答案组成。五个备选答案中只有一项是最佳选择（即正确答案），其余四项为干扰答案。答题时，须按题干的要求，从五个备选答案中选择一项作为正确答案。

1. 中医药事业是我国卫生事业的重要组成部分，根据《中华人民共和国中医药法》的规定，国家对中医药事业实行的方针是

A. 中西医互补

B. 中西医并重

C. 中西医协调

D. 中西医结合

E. 中西医并用

2. 医师在执业活动中，应享有的权利是

A. 提高专业技术水平

B. 保护患者隐私

C. 尽职尽责为患者服务

D. 在执业范围内进行医学诊查、疾病调查

E. 对患者进行健康教育

3. 医务人员在医疗活动中发生或发现医疗事故争议时，应采取的措施是

A. 立即向所在科室负责人报告

B. 及时向本医疗机构负责医疗服务质量监控的部门报告

C. 及时向本医疗机构负责医疗服务质量监控部门专（兼）职人员报告

D. 将有关情况如实向本医疗机构的负责人报告

E. 将有关情况如实向卫生行政部门报告

4. 下列各项，**不属于**国家特殊管理药品的是

A. 麻醉药品

B. 严重不良反应药品

C. 医疗用毒性药品

D. 精神药品

E. 放射性药品

5. 发生重大食物和职业中毒事件，按照《突发公共卫生事件应急条例》的规定，医疗机构应当向所在地县级人民政府卫生行政部门报告，其时限是

A. 2 小时内

B. 4 小时内

C. 6 小时内

D. 8 小时内

E. 12 小时内

6. 为切断传染病传播途径，防止扩散，医疗卫生机构所采取的措施**不正确**的是

A. 早发现

B. 早报告

C. 早隔离

D. 早治疗

E. 早转诊

7. 三级预防中的一级预防又称为

A. 发病后期预防

B. 特异性预防

C. 发病期预防

D. 临床预防

E. 病因预防

8. 下列各项，**不能**以绘图方式在家系图中表示的是

A. 病患史

B. 家庭结构

C. 家庭环境

D. 家庭重要事件

E. 家庭成员间关系

9. 全科医生在对健康问题描述时采用SOAP形式，其中S代表的是

A. 主观资料

B. 客观资料

C. 健康问题的评价

D. 健康问题的处理

E. 随访记录

10. 健康促进的目的是

A. 吸引群众参与

B. 进行健康讲座

C. 发放宣传资料

D. 追求整体目标最优化
E. 改变人群的不健康行为

11. 社区诊断的重点是
A. 明确社区内最难解决的健康问题
B. 了解社区可利用的资源
C. 确定社区内需优先解决的卫生问题
D. 了解社区解决卫生问题的能力
E. 为政府及卫生行政部门等制订社区卫生相关政策提供重要依据

12. 下列各项，属于社区健康档案内容的是
A. 社区卫生服务资源
B. 社区居民健康体检表
C. 社区家庭基本资料
D. 社区成员经济收入
E. 社区居民就诊病历

13. 全科医学“连续性服务”体现在
A. 全科医疗提供全生命周期的健康照顾
B. 全科医生在患者生病的过程中均陪伴在病人床边
C. 对患者的所有健康问题都要由全科医生亲自处理
D. 全科医生对社区中所有人的生老病死负有全部责任
E. 如果全科医生调动工作，就必须将自己的患者带走

14. 下列各项，属于中医“治未病”理论基本内容的是
A. 天人合一
B. 周期检查
C. 病例发现
D. 流行病学调查
E. 预防接种

15. 中医全科医学的服务模式是
A. 以家庭为单位的服务
B. 以人为中心的服务
C. 强调社区认同的服务模式
D. 以社区为要素的服务模式
E. 以疾病为导向的服务模式

16. 下列各项，属于“社会和谐观”内容的是
A. 社会习俗对人体的影响
B. 昼夜晨昏对人体的影响
C. 地区方域对人体的影响
D. 自然灾害对人体的影响
E. 季节气候对人体的影响

17. 下列各项，**不属于**社区高血压中医特色的健康管理内容的是
A. 用中医方法对高血压患者进行证候辨识
B. 进行健身气功指导
C. 提供不同证型的干预方案
D. 在健康档案中记录病情
E. 传授穴位按摩、足浴技术

18. 产后4个月患者，混合喂养，月经未来潮，现在可以采取的避孕方法是
A. 不需要采取避孕措施
B. 易受孕期知晓法
C. 复方口服避孕药
D. 男用或女用避孕套
E. 长效避孕针

19. 根据《医疗事故处理条例》的规定：因抢救急危患者，未能及时书写病历的，医疗机构有关医务人员应当在抢救结束后据实补记（并加以注明）的时间是
A. 6小时内
B. 12小时内
C. 24小时内
D. 36小时内
E. 48小时内

20. 下列各项，不需要取得患者或其近亲属书面同意的医疗措施是
A. 甲状腺全部切除术
B. 甲状腺部分切除术
C. 特殊检查
D. 特殊治疗
E. 普通胸部X光片

21. 医疗机构发现不明原因的群体性疾

病，向所在地县级人民政府卫生行政主管部门报告的时间为

A. 1 小时内
B. 2 小时内
C. 3 小时内
D. 4 小时内
E. 5 小时内

22. 对传染病病人和疑似传染病病人，医疗机构采取的措施**不正确**的是

A. 发布疫情公告
B. 医学观察
C. 隔离治疗
D. 书写病历
E. 单独隔离治疗

23. 出现传染病疫情、药品不良反应等情况时，医师有责任依法履行的职责是

A. 管理
B. 报告
C. 沟通
D. 协调
E. 隐匿

24. 认真执行医疗文书制度对医师的要求是

A. 规范书写、妥善保存病历材料
B. 正确执行疾病护理常规和临床护理
C. 严格执行医嘱
D. 坚持处方审核“四查十对”
E. 认真履行处方调配职责

25. 下列各项，属于假药的是

A. 不注明或者更改生产批号的
B. 未标明有效期或者更改有效期的
C. 以他种药品冒充此种药品的
D. 超过有效期的
E. 擅自添加防腐剂的

26. 根据我国母婴保健法及其相关法律法规的规定，属于违法行为的是

A. 进行严重遗传性疾病检查
B. 进行指定传染病检查
C. 采用技术手段对胎儿进行性别鉴定
D. 进行有关精神病检查
E. 开展婚前检查

27. 下列哪项属于家庭内资源

A. 社会资源
B. 文化资源
C. 宗教资源
D. 情感支持
E. 环境支持

28. 由父母和未婚子女组成的家庭类型是

A. 扩展家庭
B. 联合家庭
C. 核心家庭
D. 主干家庭
E. 群居家庭

29. “早发现、早诊断、早治疗”属于

A. 一级预防
B. 二级预防
C. 三级预防
D. 特异性预防
E. 病因性预防

30. 常用的家庭外资源评估图是

A. 家系图
B. 家庭圈
C. ECO-MAP 图
D. 家庭关怀度指数
E. 家庭结构评估

31. 下列哪项是健康促进的核心策略

A. 倡导
B. 赋权
C. 协调
D. 公平
E. 效率

32. SOAP 形式进行健康问题描述时，其中的“P”是指

A. 主观资料
B. 客观资料
C. 完整的流行病学调查资料
D. 健康问题的评价

E. 健康问题处理计划

33. 下列各项中专科医学区别于全科医学的特征是

A. 综合性照顾

B. 可及性照顾

C. 以疾病为中心的诊治

D. 连续性照顾

E. 以社区为范围的照顾

34. 下列影响健康的各类因素中，属于中医先天因素的是

A. 地理环境

B. 社会因素

C. 行为因素

D. 疾病损伤

E. 遗传因素

35. 以社区为基础的基层医疗的2级阶段是

A. 无社区的概念，不了解所在社区的健康问题

B. 对所在社区的健康问题有所了解，缺乏社区内个人的资料

C. 对所在社区的健康问题有间接的二手资料，具备计划和评价能力

D. 对所在社区的健康问题采取对策，缺乏预防策略

E. 开展食品安全、职业卫生、计划生育等公共卫生问题健康教育

36. 全科医学的医学模式是

A. 神灵主义医学模式

B. 古代哲学医学模式

C. 机械论医学模式

D. 生物医学医学模式

E. 生物 - 心理 - 社会医学模式

37. 根据国家基本公共卫生服务规范的要求，老年人的健康管理服务规范适宜的人群是

A. 45 岁以上常住居民

B. 50 岁以上常住居民

C. 55 岁以上常住居民

D. 60 岁以上常住居民

E. 65 岁以上常住居民

38. 以西洋参、山药、枸杞适量，加粳米煮成的参杞粥，适用于糖尿病的中医证型是

A. 阴虚燥热证

B. 气阴两虚证

C. 阴阳两虚证

D. 痰瘀互结证

E. 胃火炽盛证

39. 对正常宫内妊娠应用药物流产的孕龄是

A. 4 周以内

B. 5 周以内

C. 6 周以内

D. 7 周以内

E. 8 周以内

40. 按照国家基本公共卫生服务规范的要求，对辖区内常住的孕产妇，建立《母子健康手册》的时间是

A. 孕 13 周前

B. 孕 14 周前

C. 孕 15 周前

D. 孕 16 周前

E. 孕 20 周前

41. 按照国家基本公共卫生服务规范的要求，对 0 ～ 6 岁儿童接种国家免疫规划疫苗，麻风疫苗接种月龄是

A. 2 月龄时

B. 3 月龄时

C. 6 月龄时

D. 8 月龄时

E. 9 月龄时

42. 按照国家基本公共卫生服务规范中医健康管理的要求，在儿童 18 月龄时给家长传授的中医保健方法是

A. 按揉四神聪穴

B. 摩腹和捏脊

C. 按揉百会穴、听宫穴

D. 按揉迎香穴、足三里穴

E. 按揉风池穴、太阳穴

43. 下列各项，**不属于**高血压病的高危因素的是

A. 每日饮白酒≥ 100mL

B. 肥胖

C. 一级亲属有高血压

D. 长期高盐饮食

E. 年龄≥ 35 岁

44. 以桑椹、粳米适量煮成的桑椹粥，最适用于高血压病的证型是

A. 痰瘀互结证

B. 肾阳亏虚证

C. 气血两虚证

D. 阴虚阳亢证

E. 肾精不足证

45. 根据国家基本公共卫生服务规范要求，发现乙类传染病人的上报时间是

A. 24 小时内

B. 48 小时内

C. 3 天内

D. 5 天内

E. 1 周内

46. 2 型糖尿病治疗的基础措施，应贯穿治疗始终的是

A. 双胍类降糖药物

B. 生活方式干预

C. α- 糖苷酶抑制剂

D. 磺脲类药物

E. 中药干预

47. 根据 2 型糖尿病患者中医健康管理技术规范要求，对随访的主要内容表述**不正确**的有

A. 对糖尿病患者进行证候辨识

B. 传授四季养生、穴位按摩、足浴等适宜居民自行操作的中医技术

C. 提供不同证型糖尿病患者中医干预方案

D. 记录在居民健康档案中

E. 每年至少 2 次中医健康指导

A2 答 题 说 明

每道考题由两个以上相关因素组成或以一个简要病历形式出现，其下面有 A、B、C、D、E 五个备选答案，请从中选择一个最佳答案。

48. 患者，男，72 岁。中风后遗症，半身不遂，面色无华，心悸气短，乏力，舌质暗淡，苔薄，脉细弦，治疗应选用的方剂是

A. 天麻钩藤饮

B. 半夏白术天麻汤

C. 镇肝熄风汤

D. 补阳还五汤

E. 局方至宝丹

49. 患者，女，39 岁。反复头痛，头痛且空，每兼眩晕，腰痛酸软，神疲乏力，带下，耳鸣少寐，舌红少苔，脉细无力。其证候是

A. 血虚头痛证

B. 痰浊头痛证

C. 瘀血头痛证

D. 肾虚头痛证

E. 风湿头痛证

50. 患者，男，68 岁。肌肤不仁，手足麻木，突然发生口眼歪斜，语言不利，口角流涎，舌强语謇，半身不遂。舌质暗淡，舌苔白腻，脉弦滑。治疗应首选的方剂是

A. 左归丸

B. 归脾汤

C. 镇肝熄风汤

D. 天麻钩藤饮

E. 半夏白术天麻汤

51. 患者，女，62 岁。1 周前家中突发变故，此后患者逐渐出现神思恍惚，情绪低落，时时欲哭，胸闷心悸，失眠健忘，头晕神疲，面色无华，纳差，便溏，舌质淡，苔薄白。治疗应首选的方剂是

A. 归脾汤

B. 天王补心丹

C. 甘麦大枣汤

D. 加味逍遥散

E. 柴胡疏肝散

52. 患者，男，65 岁。面色、肤色润泽，头发稠密有光泽，目光有神，鼻色明润，嗅觉通利，唇色红润，不易疲劳，精力充沛，耐受寒热，睡眠良好，胃纳佳，二便正常，舌色淡红，苔薄白，脉和缓有力，性格随和。其体质分型为

A. 平和质
B. 阴虚质
C. 阳虚质
D. 气虚质
E. 气郁质

53. 患者，女，75 岁。咳嗽，咳痰 10 余年，气短喘促，乏力，怕风，胃脘痞满，纳少，舌红苔白，脉细滑，就诊时正值三伏天，可采用冬病夏治穴位贴敷疗法。其应选取的穴位是

A. 肺俞、膈俞
B. 合谷、迎香
C. 天枢、足三里
D. 太白、章门
E. 膻中、太冲

54. 幼儿，男，1 岁。前来社区卫生服务中心进行健康体检，根据《0 ～ 36 个月儿童中医健康管理技术规范》。该阶段应推荐的中医保健方法是

A. 按揉足三里穴
B. 按揉迎香
C. 按揉四神聪和迎香
D. 摩腹和捏脊
E. 推脾土

55. 婴儿，女，2 个月。生长发育良好，足月平产，母乳喂养，一直按照预防接种程序进行接种。目前要接种的疫苗是

A. 卡介苗
B. 脊灰灭活疫苗
C. 麻疹减毒活疫苗
D. 百白破混合疫苗
E. 乙肝疫苗

56. 患者，女，72 岁。原发性高血压患者，根据《国家基本公共卫生服务规范》的要求，每年需要对该患者提供面对面随访，其次数最少是

A. 1 次
B. 2 次
C. 3 次
D. 4 次
E. 5 次

57. 患者，男，66 岁。身高 1. 68 米，体重 80kg，血压 160/100mmHg。其高血压诊断分级是

A. 1 级
B. 2 级
C. 3 级
D. 高血压危象
E. 收缩期高血压

58. 患者，女，45 岁。糖尿病病史 1 年，给该患者制定合理的糖尿病饮食，碳水化合物应占总热量的百分比是

A. 25% ～ 30%
B. 35% ～ 40%
C. 45% ～ 50%
D. 50% ～ 60%
E. 70% ～ 80%

59. 肌肉功能评定及肌肉力学特征研究的最佳方法是

A. 徒手肌力检查
B. 器械检查
C. 实验室检查
D. 等速肌力测定
E. 肌纤维功能测定

60. 在社区康复评定中精神活动的评定属于

A. 社会功能评定
B. 生活质量评定
C. 日常生活活动能力评定
D. 残疾评定
E. 四诊评定

61. 患者，男，40 岁。为本辖区常住居民，无相关危险因素，每年最少需为其免费测量血压的次数是

A. 0 次
B. 1 次
C. 2 次
D. 3 次
E. 4 次

62. 患者，男，58 岁。糖尿病病史 4 年，此次来社区医疗服务中心就诊，恶心、呕吐、腹泻、呼吸深大，血糖 18mmol/L，尿酮体阳性。此时适宜的处理方式是

A. 口服二甲双胍
B. 口服阿卡波糖
C. 口服格列吡嗪
D. 皮下注射胰岛素
E. 取得家属和患者同意后，转诊

63. 患者，男，59 岁。糖尿病 6 年，目前病情平稳，其进行耳穴压豆保健疗法，可选取的耳穴是

A. 腰
B. 胸椎
C. 交感
D. 肩
E. 颈椎

64. 患者，男，70 岁。患高血压病 10 余年，伴有头晕头胀，烦躁易怒，腰膝酸软，五心烦热，口干口渴。其应选的保健穴位是

A. 太冲、太溪
B. 委中、犊鼻
C. 神阙、丰隆
D. 百会、四神聪
E. 合谷、内关

65. 患者，男，70 岁。来社区进行老年人体检，全科医师对其进行老年人生活自理能力评估，结果是轻度依赖。其评估表总分范围是

A. 0 ～ 3 分
B. 4 ～ 8 分
C. 9 ～ 13 分
D. 13 ～ 18 分
E. 18 分以上

66. 患者，男，68 岁。急性心肌梗死，行 PTCA 术后的早期康复时间是

A. 3 ～ 7 天
B. 3 ～ 5 周
C. 5 ～ 6 周
D. 7 ～ 8 周
E. 9 ～ 12 周

67. 患者，男性，58 岁。平素头痛头晕，心烦易怒，突然发病，口舌歪斜，被动活动肢体反应减弱。判断其肌肉张力为

A. 软瘫
B. 低张力
C. 轻度增高
D. 中度增高
E. 重度增高

68. 患者，男，58 岁。大面积脑梗死 2 周，意识不清，现双上肢肌力 0 级。该患者现最适宜进行的运动疗法是

A. 被动运动
B. 主动运动
C. 助动运动
D. 抗阻练习
E. 耐力训练

69. 患者，女，58 岁。慢性阻塞性肺疾病史，病情稳定在社区康复，有针对性的康复训练是

A. 腹式呼吸锻炼
B. 平衡训练
C. 步态训练
D. 跑步训练
E. 抗阻运动

70. 患者，女，65 岁。1 月前突发左侧上下肢无力，伴言语不清。患者不能完成日常生活，活动全部功能都由他人代劳。其日常生活活动能力（ADL）评定是

A. 一级
B. 二级

C. 三级
D. 四级
E. 五级

71. 患者，男，50 岁。患脑卒中 1 周，右下肢活动不利，右下肢可自行抬起，关节可完成全范围活动，抗阻力时关节能完成部分范围活动。其肌力是
A. 0 级
B. 1 级
C. 2 级
D. 3 级
E. 4 级

72. 患者，女，55 岁。高血压病 3 年，中医辨证为痰瘀互结证，可选用的代茶饮处方是
A. 荷叶、山楂、菊花、绿茶、三七花各适量，开水冲泡饮服
B. 龙眼肉，红枣，白糖适量，开水冲泡饮服
C. 生黄芪，草决明子各适量，开水冲泡饮服
D. 黑芝麻、绿茶各适量，开水冲泡饮服
E. 胡桃仁、茶、蜂蜜各适量。将胡桃仁捣碎，与茶、蜂蜜共放入茶杯中，开水冲泡代茶饮

73. 患者，男，67 岁。既往高血压病史，突然患中风后，出现左侧肢体运动障碍，进行肌力检查发现，患侧上肢能抗重力做关节全范围运动，但不能抗阻力，根据 Lovett 肌力分级，其肌力属于
A. 1 级
B. 2 级
C. 3 级
D. 4 级
E. 5 级

74. 患者，男，76 岁。医师对其进行生活自理能力评估，结果是不能自理，其评估表总分范围是
A. 0 ～ 3 分
B. 4 ～ 8 分
C. 9 ～ 13 分
D. 13 ～ 18 分
E. 19 分以上

75. 儿童智力残疾者进行画画练习，属于
A. 感知能力训练
B. 认知能力训练
C. 运动能力训练
D. 生活能力训练
E. 社会能力训练

76. 下列各项，属精神残疾的康复对象可以进行的训练是
A. 发音训练
B. 平衡训练
C. 呼吸训练
D. 步行训练
E. 抄写文件训练

77. 患者，女，36 岁。双手指尖部无明显诱因出现疼痛 2 周，进行感觉功能测定，轻微刺激可引起强烈痛感。该患者感觉属于
A. 感觉过敏
B. 感觉倒错
C. 感觉过度
D. 感觉异常
E. 感觉正常

78. 患者身热，微恶风，汗少，肢体困重，头昏重胀痛，咳嗽痰黏，鼻流浊涕，心烦，口渴，舌苔薄黄而腻，脉濡数。治疗应首选的方剂是
A. 银翘散
B. 桑菊饮
C. 新加香薷饮
D. 桑白皮汤
E. 藿香正气散

79. 患者咳嗽，气息粗促，痰多质黏稠黄，咯吐不爽，有热腥味，胸胁胀满，咳时引痛，伴身热，面赤，舌红，舌苔薄黄腻，脉滑数。治疗应首选的方剂是
A. 银翘散
B. 桑杏汤

C. 沙参麦冬汤
D. 百合固金汤
E. 清金化痰汤

80. 患者素有痰鸣气急史，近2日喘鸣加剧，喉中哮如鼾，声低，气短息促，动则喘甚，咳痰无力，痰涎清稀，面色苍白，形寒肢冷，舌质淡，脉沉细。其治法是
A. 益气，回阳，救逆
B. 宣肺散寒，化痰平喘
C. 健脾益气，补土生金
D. 补肺纳肾，降气化痰
E. 清热宣肺，化痰定喘

81. 患者症见喉中哮鸣有声，胸膈满闷，咳痰稀白，形寒畏冷，舌质淡，苔白滑，脉浮紧。其证候是
A. 肺气亏虚证
B. 脾气亏虚证
C. 肾气亏虚证
D. 寒哮证
E. 热哮证

82. 患者症见喘逆上气，息粗，鼻扇，咳而不爽，吐痰稠黏，伴形寒，身热，烦闷，身痛，口渴，苔薄白，脉浮数。治疗应首选的方剂是
A. 麻杏石甘汤
B. 小青龙汤
C. 大青龙汤
D. 定喘汤
E. 麻黄汤

83. 患者喘促日久，动则喘甚，呼多吸少，气不得续，汗出肢冷，跗肿，面青唇紫，舌淡苔白，脉沉弱。治疗应首选的方剂是
A. 平喘固本汤合补肺汤
B. 金匮肾气丸合参蛤散
C. 参附汤合黑锡丹
D. 生脉散合补肺汤
E. 生脉地黄汤合金水六君煎

84. 患者肺胀，症见面浮，下肢浮肿，心悸、咳喘，咳痰清稀，脘痞，纳差，尿少，怕冷，面唇青紫，舌胖质黯，苔白滑，脉沉细。其证候是
A. 痰热郁肺证
B. 痰瘀阻肺证
C. 痰蒙神窍证
D. 肺肾气虚证
E. 阳虚水泛证

85. 患者心胸疼痛，如刺如绞，痛有定处，入夜为甚，甚则心痛彻背，日久不愈，舌紫暗，苔薄，脉弦涩。其证候是
A. 阴虚火旺证
B. 心虚胆怯证
C. 心血不足证
D. 痰火扰心证
E. 心血瘀阻证

86. 患者胸闷痛重心痛微，痰多气短，肢体沉重甚，乏力纳呆，便溏，舌胖大有齿痕，苔白滑，脉滑。其证候是
A. 痰浊闭阻证
B. 气滞心胸证
C. 心肾阴虚证
D. 气阴两虚证
E. 阳气虚衰证

87. 患者确诊大肠癌2月，腹部阵痛，便中带黏血，里急后重，大便干稀不调，肛门灼热，伴发热，恶心，胸闷，口干，小便黄，舌质红，苔黄腻，脉滑数。治疗应首选的方剂是
A. 槐角丸合地榆散
B. 膈下逐瘀汤合生脉散
C. 大补元煎合小蓟饮子
D. 知柏地黄丸合龙胆泻肝丸
E. 芍药汤合泻心汤

88. 患者颈部肿块，柔软光滑，烦热，容易出汗，手指颤动，面部烘热，舌质红，苔薄黄，脉弦数。其治法是
A. 理气舒郁，化痰消瘿
B. 理气活血，化痰消瘿
C. 清肝泄火，消瘿散结
D. 滋阴降火，宁心柔肝

E. 健脾燥湿，化痰消瘿

89. 患者皮肤出现青紫斑点及斑块，伴有鼻衄，发热，口渴，便秘，舌质红，苔黄，脉弦数。其证候是

A. 气不摄血证
B. 阴虚火旺证
C. 血热妄行证
D. 脾胃虚寒证
E. 肝火犯肺证

90. 患者，女，小便艰涩，尿道窘迫疼痛，尿中夹有砂石，少腹拘急，尿中带血，舌红，苔薄黄，脉弦，属于

A. 热淋
B. 血淋
C. 膏淋
D. 石淋
E. 气淋

91. 患者心悸气短，头晕目眩，神疲乏力，面色无华，纳呆便溏，健忘，舌淡红，脉细弱。其证候是

A. 心虚胆怯证
B. 心血不足证
C. 阴虚火旺证
D. 心阳不振证
E. 心血瘀阻证

92. 患者，男，63岁。有冠心病病史8年，近2周受凉后出现咳嗽、喘促、气急，加重2天入院。症见心悸喘息，形寒肢冷，肢体浮肿，尿少，舌淡胖，脉沉细无力。治疗应首选的方剂是

A. 养心汤
B. 补肺汤
C. 苓桂术甘汤
D. 人参养荣汤
E. 真武汤

93. 患者，女，76岁。逐渐出现头摇肢颤，面色㿠白，表情淡漠，神疲乏力，动则心悸气短，头晕，纳呆，舌质红苔白，脉沉细。其中医诊断是

A. 心悸
B. 胃痛
C. 颤证
D. 眩晕
E. 头痛

94. 患者，男，61岁。眩晕，耳鸣，头目胀痛，口苦，失眠多梦，遇烦劳郁怒而加重，颜面潮红，急躁易怒，肢麻震颤，舌红苔黄，脉弦。治疗应首选的方剂是

A. 天麻钩藤饮
B. 归脾汤
C. 左归丸
D. 参附汤合右归丸
E. 生脉饮合人参养营汤

95. 患者，男，61岁。尿频量多，浑浊如膏脂，腰膝酸软，乏力，头晕耳鸣，多梦遗精，皮肤干燥，舌红苔少，脉细数。治疗应首选的方剂是

A. 白虎加人参汤
B. 七味白术散
C. 六味地黄丸
D. 金匮肾气丸
E. 理中丸

96. 患者，男，45岁，因皮肤疮痍破溃而引发水肿，肿势自颜面而渐及全身，发热咽红，舌红苔薄黄，脉滑数。其治法是

A. 温运脾阳，利水渗湿
B. 健脾化湿，通阳利水
C. 宣肺解毒，利湿消肿
D. 散风清热，宣肺利水
E. 温肾助阳，化气利水

97. 患者，女，36岁。遍体浮肿，皮肤绷急光亮，胸脘痞闷，烦热口渴，口苦口黏，小便短赤，大便干结，舌红苔黄腻，脉滑数。治疗应首选的方剂是

A. 越婢加术汤
B. 麻黄连翘赤小豆汤
C. 五皮饮
D. 实脾饮
E. 疏凿饮子

98. 患者，女，35岁。小便频数短涩，灼热刺痛，溺黄赤，少腹拘急胀痛，伴口苦呕恶，腰痛拒按，大便秘结，苔黄腻，脉濡数。治疗应首选的方剂是

A. 小蓟饮子
B. 石苇散
C. 程氏萆薢分清饮
D. 八正散
E. 沉香散

99. 患者，女，56岁。尿频、尿急、尿时灼痛已3天，偶有恶寒发热，口干喜饮，大便秘结，舌红苔薄黄，脉濡数。实验室检查：尿常规示，白细胞满视野，红细胞5～10个/HP。其治法是

A. 清热泻肝，理气通淋
B. 清利湿热，通利小便
C. 补脾益肾，通淋泄浊
D. 滋阴降火，清利通淋
E. 补中健脾，益气升陷

100. 患者，男，56岁。眩晕，酗酒，喜食肥甘，饥饱无常，大便干稀不调，舌质淡苔白厚腻，脉濡滑。其病因是

A. 情志不遂
B. 病后体虚
C. 年高肾亏
D. 痰浊上扰
E. 跌扑损伤，瘀血内阻

101. 患者，男，67岁，症见胃痛隐隐，口燥咽干，五心烦热，消瘦乏力，大便干结，舌红少津，脉细数。其证候是

A. 肝气犯胃证
B. 瘀血停胃证
C. 胃阴不足证
D. 脾胃虚寒证
E. 湿热中阻证

102. 患者胁肋胀痛，走窜不定，胸闷嗳气，纳少口苦，苔薄白，脉弦。其证候是

A. 肝胆湿热证
B. 肝郁气滞证
C. 瘀血阻络证
D. 肝络失养证
E. 肝火上炎证

103. 患者突然呕吐，胸脘痞闷，发热恶寒，头身疼痛，舌苔白腻，脉濡缓。其证候是

A. 外邪犯胃证
B. 痰饮内阻证
C. 食滞内停证
D. 脾胃气虚证
E. 脾胃阳虚证

104. 患者身目俱黄，黄色鲜明，发热口渴，腹部胀闷，口干而苦，小便黄赤，舌苔黄腻，脉弦数。其中医诊断是

A. 黄疸（阳黄）湿重于热证
B. 黄疸（阳黄）热重于湿证
C. 黄疸（阳黄）疫毒炽盛证
D. 黄疸（阳黄）胆腑郁热证
E. 黄疸（阴黄）脾虚湿滞证

105. 患者，女，56岁。双侧膝关节突然出现焮红灼热疼痛，得冷稍舒，兼见口渴、溲黄便秘，舌质红，苔黄燥，脉滑数。其中医诊断、证候是

A. 痹证、行痹
B. 痹证、痛痹
C. 痹证、着痹
D. 痹证、风湿热痹
E. 痹证、痰瘀痹阻

106. 体表痈患者，疮面脓水稀薄，新肉不生，新肌色淡红而不鲜，愈合缓慢，伴面色皖白，神疲乏力，纳差食少，舌质淡胖，舌苔少，脉沉细无力。治疗应首选的方剂是

A. 仙方活命饮
B. 牛蒡解肌汤
C. 柴胡清肝汤
D. 透脓散
E. 八珍汤

107. 青壮年女性乳癖患者，乳房疼痛，肿块随喜怒消长，伴有胸闷胁胀，善郁易怒，失眠多梦，心烦口苦，苔薄黄，脉弦滑。其证候是

A. 冲任失调证
B. 阴虚火旺证
C. 肝郁痰凝证
D. 气血两虚证
E. 肾阳不足证

108. 丹毒患者，发于头面部，皮肤焮红灼热，肿胀疼痛，甚至发生水疱，眼胞肿胀难睁，伴恶寒发热，头痛，舌红，苔薄黄，脉浮数。治疗应首选的方剂是
A. 普济消毒饮
B. 萆薢渗湿汤
C. 柴胡清肝汤
D. 犀角地黄汤
E. 化斑解毒汤

109. 乳核患者，乳房肿块较小，生长缓慢，不红不热，不觉疼痛，推之可移，伴胸闷叹息，舌质淡红，苔薄白，脉弦。其证候是
A. 肝气郁结证
B. 血瘀痰凝证
C. 肾气亏虚证
D. 阴虚火旺证
E. 脾虚失统证

110. 患者便后突感肛门部剧烈疼痛，排便、行走时加剧，无便血。检查：肛缘有一暗紫色圆形硬结节，界限清楚，有明显触痛。其诊断是
A. 炎性外痔
B. 血栓性外痔
C. 静脉曲张性外痔
D. 哨兵痔
E. 肛周脓肿

111. 患者颈旁结块，初起形如鸡卵，皮色不变，灼热疼痛，逐渐红肿化脓，伴有恶寒发热，头痛，项强，咽痛，口干，便秘，溲赤，舌苔薄腻，脉滑数。其诊断是
A. 腋痈
B. 有头疽
C. 委中毒
D. 锁喉痈
E. 颈痈

112. 患者，男，62 岁。咳喘病史 20 年。近 1 个月来咳逆喘促，时有神志恍惚，谵妄，烦躁不安，嗜睡，下肢水肿，舌淡胖，苔黄腻，脉细滑数。诊断为肺胀。其证候是
A. 肺肾气虚证
B. 阳虚水犯证
C. 痰浊壅肺证
D. 痰热郁肺证
E. 痰蒙神窍证

113. 患者心悸不宁，善惊易恐，坐卧不安，不寐多梦而易惊醒，食少纳呆，苔薄白，脉细数。其证候是
A. 心虚胆怯证
B. 心血不足证
C. 阴虚火旺证
D. 心阳不振证
E. 心血瘀阻证

114. 患者心胸疼痛剧烈，隐痛阵发，痛有定处，伴有胸闷，日久不愈，可因暴怒而加重，舌质红苔薄，脉细弦。其证候是
A. 痰浊闭阻证
B. 寒凝心脉证
C. 气滞心胸证
D. 气阴两虚证
E. 心肾阳虚证

115. 患者，男性，63 岁。胸闷如窒而痛，形体肥胖，肢体困重，痰多气短，遇阴雨天加重，伴有倦怠乏力，纳呆便溏，口黏，恶心。苔白滑，脉滑。治疗应首选的方剂是
A. 瓜蒌薤白白酒汤合涤痰汤
B. 天王补心丹合炙甘草汤
C. 血府逐瘀汤
D. 柴胡疏肝汤
E. 生脉饮合人参养营汤

116. 患者便血紫黯，腹部隐隐作痛，喜热饮，面色不华，神疲乏力，便溏，舌质淡，脉细。治疗应首选的方剂是
A. 黄芪汤
B. 玉女煎
C. 黄土汤

D. 茜根散

E. 泻心汤

117. 患者小便黄赤灼热，尿血鲜红，伴心烦口渴，舌质红脉数。治疗应首选的方剂是

A. 知柏地黄丸

B. 无比山药丸

C. 归脾汤

D. 小蓟饮子

E. 十灰散

118. 患者，女，18 岁。经期下腹胀痛刺痛拒按，经行不畅，色紫黯有块，经前期乳房胀痛，烦躁易怒，舌紫黯，边有瘀点，脉弦。其证候是

A. 气滞血瘀证

B. 寒凝血瘀证

C. 气血虚弱证

D. 湿热瘀阻证

E. 肝肾亏损证

119. 患者，女，23 岁。经血非时而至，崩中暴下继而淋漓，血色淡，质薄，面色㿠白，四肢不温，舌淡，苔薄白，脉沉细。首先应考虑的疾病是

A. 月经过多

B. 经期延长

C. 崩漏

D. 经间期出血

E. 月经先后无定期

120. 患儿，男，5 岁。反复咳嗽半月余，曾服川贝枇杷露等药，现患儿干咳无痰，痰少而黏，口咽干燥，咽痒，声音嘶哑，手足心热，舌红，苔少，脉细数。其证候是

A. 痰热咳嗽证

B. 风燥咳嗽证

C. 阴虚咳嗽证

D. 风热咳嗽证

E. 气虚咳嗽证

121. 患儿，女，2 岁。口腔疱疹，舌尖多，红肿灼热，疼痛明显，进食困难，面赤唇红，心烦尿赤，舌边尖红，苔薄黄。其证候是

A. 风热乘脾证

B. 心火上炎证

C. 脾胃积热证

D. 虚火上浮证

E. 胃火炽盛证

122. 患者，男，40 岁。扭伤致腰部疼痛并右下肢麻痛 1 周，咳嗽时腰痛加剧。查体：腰 4 ～ 5 椎间隙右侧压痛，右侧直腿抬高试验 30°（+），右小腿外侧皮肤感觉迟钝，腱反射正常。应首先考虑的诊断是

A. 急性腰扭伤

B. 腰椎间盘突出症

C. 腰椎管狭窄症

D. 梨状肌综合征

E. 腰背肌筋膜炎

123. 患者，男，64 岁。左髋关节疼痛伴功能障碍 1 年余。患者曾于 3 年前跌伤致左股骨颈骨折，行切开复位内固定术后，1 年半痊愈并取出内固定。查体：左髋关节内旋活动明显受限，托马斯征阳性，腹股沟中点压痛。X 线检查提示：左股骨头塌陷，头变扁，边缘增生，关节间隙变窄。应首选的治疗措施是

A. 扶拐行走减轻左髋关节负重

B. 内服中药辨证治疗

C. 带血管蒂的骨瓣移植术

D. 卧床休息，内服补益肝肾中药方剂

E. 行左髋人工关节置换术

124. 患者，女，52 岁。左肩关节疼痛并活动受限 2 月余。4 个月前曾因桡骨远端骨折而行小夹板外固定治疗 4 周。查体：左侧三角肌轻度萎缩，左肩关节各方向主动及被动活动均明显受限。舌质淡白，苔白滑，脉弦。最可能的诊断是

A. 肩锁关节脱位

B. 肩关节周围炎

C. 冈上肌肌腱炎

D. 肩关节骨性关节炎

E. 肩峰下滑囊炎

125. 患者，女，65 岁。双膝关节疼痛活动不利 3 年，加重 7 天，晨起下床时膝痛明显并有短暂僵硬感，活动后稍减轻，长时间步行后又加重。X 线检查提示：双膝关节间隙变窄，胫骨平台及髌骨上下缘可见骨赘形成。舌质淡红，苔薄白，脉弦。首先考虑的诊断是

A. 膝关节风湿性关节炎
B. 膝关节痛风性关节炎
C. 膝关节骨性关节炎
D. 类风湿关节炎
E. 膝关节创伤性滑膜炎

126. 患者，女，50 岁。颈部疼痛伴左上肢放射痛、手指麻木 3 年。查体：左侧拇、示指痛觉减退，臂丛神经牵拉试验阳性。X 线片示颈椎椎体骨质增生，生理曲度减小，椎间隙变窄。其颈椎病变的节段是

A. 颈 2 ～ 3 椎间
B. 颈 3 ～ 4 椎间
C. 颈 4 ～ 5 椎间
D. 颈 5 ～ 6 椎间
E. 颈 6 ～ 7 椎间

127. 患者，男，46 岁。2 周前长时间开车后感腰部疼痛，咳嗽加剧，伴右下肢外侧疼痛。查体：腰肌紧张，腰 4 ～ 5 椎间隙棘突右旁压痛，直腿抬高试验右侧 30° 阳性，加强试验阳性，右小腿外侧皮肤感觉过敏，腱反射正常。应首选的治疗方法是

A. 单纯卧床休息
B. 单纯口服止痛药
C. 腰背肌锻炼
D. 手法治疗，配合骨盆牵引和理疗
E. 手术治疗

128. 患者，女，35 岁。双眼睑弦红赤痒痛 1 个月。检查双眼睑弦红赤，睫毛根部有糠皮样鳞屑，无溃烂无脓血，舌红苔薄，脉浮数。其证候是

A. 肝热上扰证
B. 湿热偏盛证
C. 心火上炎证
D. 风热偏盛证
E. 肺热壅盛证

129. 患者，女，52 岁。双眼视物模糊，眼胀 1 年，加重 2 月。检查戴镜视力，右眼 0.6、左眼 0.4，眼压右眼 26mmHg、左眼 32mmHg。检查前房深浅正常，房角开放，眼底视盘边清色淡白，杯盘比 C/D，全身伴见胸闷不舒，胁肋胀满，纳呆食少，舌红苔薄白，脉弦。其治法是

A. 疏肝解郁，活血通络
B. 清肝泻火，平肝潜阳
C. 清热化痰，息风通络
D. 滋补肝肾，活血明目
E. 涤痰活血，通络开窍

130. 患者，男，25 岁。左眼上睑红肿疼痛 2 天，检查左眼上睑局限红肿压痛，无白色脓点，兼见口干，便干溲赤，舌红苔黄，脉数。治疗应首选的方剂是

A. 石决明散
B. 银翘散
C. 黄连解毒汤
D. 四君子汤
E. 仙方活命饮

131. 患者，男，56 岁。左耳鸣 1 年余，声如蝉鸣，持续性，夜间较甚，近半年来听力逐渐下降，头昏目眩，腰膝酸软，舌质红，少苔，脉细弱，检查鼓膜未见异常，纯音测定左耳高音频下降。其证候是

A. 外邪侵犯证
B. 痰火壅结证
C. 气滞血瘀证
D. 肾精亏损证
E. 脾胃虚弱证

132. 患者，男，47 岁。鼻衄 1 个月，量少，色淡红，时作时止，口咽干燥，五心烦热，头晕眼花，耳鸣，心悸，失眠健忘，舌质干红少津，舌苔少，脉细数。其治疗应首选的方剂是

A. 黄芩汤
B. 凉膈散
C. 龙胆泻肝汤
D. 泻心汤
E. 知柏地黄汤

133. 患者，男，16 岁。双眼红赤生眵 3 天就诊。检查双眼白睛红赤，眵多黏稠，伴口干，尿赤便结，舌红苔黄，脉数。其治疗应首选的方剂是

A. 泻肺饮
B. 银翘散
C. 防风通圣散
D. 白虎汤
E. 黄连解毒汤

134. 患者，女，67 岁。双眼无时泪下 2 月余，泪冷清稀，伴头昏耳鸣，腰膝酸软，舌淡苔薄白，脉细弱。其证候是

A. 肝郁气逆，泪液外溢证
B. 肝热上扰，熏蒸目窍证
C. 气血不足，收摄失司证
D. 肝肾两虚，约束无权证
E. 肝血不足，复感风邪证

135. 患者，男，20 岁。5 天前患感冒，鼻塞，流涕，昨日左耳突然出现疼痛，呈跳动感，放射至左侧头部，随后耳内流脓，口苦咽干，检查见鼓膜红赤，紧张部小穿孔，有脓液呈搏动性溢出，舌质红，苔黄，脉滑数。其治疗应首选的方剂是

A. 疏风清热汤
B. 龙胆泻肝汤
C. 托里消毒散
D. 知柏地黄丸
E. 金匮肾气丸

136. 患儿，男，4 岁 6 个月。久泻不愈 2 月余，便稀夹有不消化食物残渣，面色苍白，食欲不振，乏力，肌肉消瘦，舌淡苔薄，脉虚弱。应首选的推拿手法是

A. 捣揉小天心
B. 运板门
C. 清小肠
D. 补脾经
E. 退六腑

137. 患者 1 天前颈部扭伤，左侧颈项部剧烈疼痛，并向肩背部放射，颈部活动受限，X 线片无异常。其治法是

A. 松解粘连，温经通络，滑利关节
B. 松解粘连，理筋整复，消肿止痛
C. 活血舒筋，温经通络，解痉止痛
D. 舒筋活血，松解粘连，理筋整复
E. 温经通络，滑利关节，理筋整复

138. 患者，女，40 岁。失眠两个月，入睡困难，平日心烦、目眩、胸闷、恶心，舌红苔黄腻，脉滑数。推拿治疗应首选的腧穴是

A. 神门、内关、丰隆、足三里
B. 神门、天枢、三阴交、足三里
C. 肝俞、胆俞、期门、章门
D. 桥弓、涌泉、命门、百会
E. 中脘、神阙、关元、气海

139. 患者，男，35 岁。2 天前抬重物时突然出现腰痛，以左侧为甚，并偶有向左下肢放射的感觉，腰部活动不能，行走困难，经休息后症状稍有缓解。查体：腰痛明显，前屈、后伸受限，CT 提示：L5 ～ S1 椎间盘轻微膨出。应首先考虑的诊断是

A. 退行性脊柱炎
B. 腰椎间盘突出症
C. 腰肌劳损
D. 强行性脊柱炎
E. 急性腰扭伤

A3 答 题 说 明

试题开始叙述一个以患者为中心的临床情景，然后提出 3 道考题，每道考题各自独立，下面有 A、B、C、D、E 五个备选答案。请从中选择一个最佳答案。

（140 ～ 142 题共用题干）

患者，女，23 岁。干咳，咳声短促，痰少黏白，痰中带有血丝，口干咽燥，伴午后潮热，颧红，盗汗，日渐消瘦，神疲，舌质红少苔，脉细数。

140. 其证候是

A. 温燥伤肺证
B. 凉燥伤肺证
C. 肺阴亏耗证
D. 风热犯肺证
E. 肝火犯肺证

141. 其治法是
A. 养阴清热，润肺止咳
B. 清肝泻火，肃肺止咳
C. 疏风清热，宣肺止咳
D. 疏风润燥，润肺止咳
E. 清热肃肺，豁痰止咳
142. 治疗应首选的方剂是
A. 杏苏散
B. 泻白散
C. 沙参麦冬汤
D. 百合固金汤
E. 桑杏汤

（143 ～ 145 题共用题干）

患者，女，35 岁。心悸气短，头晕目眩，失眠健忘，面色无华，倦怠乏力，纳呆食少，舌淡红，脉细弱。

143. 其证候是
A. 阴虚火旺证
B. 心血不足证
C. 心阳不振证
D. 痰火扰心证
E. 瘀阻心脉证
144. 其治法是
A. 滋阴清火，养心安神
B. 补血养心，益气安神
C. 温补心阳，安神定悸
D. 清热化痰，宁心安神
E. 活血化瘀，理气通络
145. 治疗应首选的方剂是
A. 天王补心丹
B. 桂枝甘草龙骨牡蛎汤
C. 归脾汤
D. 黄连温胆汤
E. 桃仁红花煎

（146 ～ 148 题共用题干）

患者，男性，55 岁。头痛胀，甚则头胀如裂，发热，面红目赤，口渴饮，便秘溲黄，舌质红，苔薄黄，脉浮数。

146. 其证候是
A. 风寒头痛证
B. 风热头痛证
C. 瘀血头痛证
D. 肾虚头痛证
E. 风湿头痛证
147. 其治法是
A. 疏散风寒止痛
B. 养阴补肾填精
C. 祛风胜湿通窍
D. 平肝潜阳息风
E. 疏风清热和络
148. 治疗应首选的方剂是
A. 加味四物汤
B. 半夏白术天麻汤
C. 芎芷石膏汤
D. 羌活胜湿汤
E. 天麻钩藤饮

（149 ～ 151 题共用题干）

患者，男，60 岁。湿疮患者，病程迁延，反复发作，皮损粗糙肥厚，脱屑，表面有抓痕、血痂，颜色黯红，色素沉着，阵发性瘙痒，夜间加重，伴有口干不欲饮，纳差，腹胀，舌质淡，苔白，脉弦细。

149. 其证候是
A. 湿热蕴肤证
B. 脾虚湿蕴证
C. 血虚风燥证
D. 阴虚火旺证
E. 肾阳不足证
150. 其治法是
A. 健脾除湿祛风
B. 清热利湿疏风
C. 滋阴清热凉血
D. 养血润肤祛风
E. 温肾壮阳补血
151. 治疗应首选的方剂是
A. 龙胆泻肝汤
B. 萆薢渗湿汤
C. 知柏地黄汤
D. 除湿胃苓汤
E. 四物消风散

（152 ～ 154 题共用题干）

患者，女，28 岁。婚后未避孕 2 年不孕，月经周期先后不定，量或多或少，色黯，有血块，经行腹痛，经前胸胁、乳房胀痛，情志抑郁，舌黯红，苔薄白，脉弦。

152. 其证候是
A. 肝气郁结证
B. 肝阳上亢证
C. 阴虚火旺证
D. 气滞血瘀证
E. 脾气虚证

153. 其治法是
A. 疏肝解郁，调经养血
B. 燥湿化痰，理气调经
C. 滋肾养肝，调补冲任
D. 运脾化湿，通阳利水
E. 宣肺解毒，利湿消肿

154. 治疗应首选的方剂是
A. 毓麟珠
B. 温胞饮
C. 开郁种玉汤
D. 苍附导痰丸
E. 养精种玉汤

（155 ～ 157 题共用题干）

患儿，男，3 岁。发热出疹 3 天，手掌、足跖、口腔黏膜、四肢及臀部疱疹，痛痒剧烈，拒食，疱疹色泽紫暗，分布稠密，根盘红晕显著，疱液混浊，伴烦躁口渴，大便秘结，小便黄赤，舌质红绛，苔黄腻，脉滑数。

155. 其证候是
A. 风热外侵证
B. 气阴耗伤证
C. 水凌心肺证
D. 湿热蒸盛证
E. 邪陷心肝证

156. 其治法是
A. 养阴生津，清热润燥
B. 解毒清热，息风开窍
C. 宣肺解表，清热化湿
D. 清热解毒，透疹达邪
E. 清热凉营，解毒祛湿

157. 治疗应首选的方剂是
A. 清解透表汤
B. 甘露消毒丹
C. 清瘟败毒饮
D. 安宫牛黄丸
E. 己椒苈黄丸

（158 ～ 160 题共用题干）

患者，男，55 岁。双下肢无力半年，右侧明显，近 2 个月行走不稳，右手不能系纽扣，小便无力。无外伤史，无糖尿病史。查体：颈项部无明显压痛，双侧上肢皮肤感觉减退，右侧为甚，四肢肌张力增高，肱二头肌腱反射亢进，双侧膝反射亢进，右髌阵挛阳性。

158. 应首先考虑的诊断是
A. 脑卒中
B. 颈椎病
C. 颈椎肿瘤
D. 颈椎结核
E. 颈椎转移瘤

159. 最有助于鉴别诊断的辅助检查是
A. B 超
B. 颈椎 CT
C. 颈椎 MRI
D. 肌电图
E. 放射性核素

160. 应首选的治疗方法是
A. 颈枕吊带牵引
B. 激素治疗
C. 推拿按摩治疗
D. 手术
E. 颈托围领

（161 ～ 163 题共用题干）

患者，女，70 岁。腰背部酸痛多年，无双下肢麻痛。无明确外伤史。舌质淡红，苔白，脉弦细。

161. 首先考虑的诊断是
A. 腰背肌筋膜炎
B. 骨质疏松症
C. 腰椎间盘突出症
D. 腰椎滑脱症
E. 腰椎管狭窄症

162. 为明确诊断，首先选择的辅助检查是
A. 腰椎正侧位 X 线片
B. 腰椎 CT
C. 腰椎 MRI
D. 骨密度测定
E. 放射性核素

163. 补钙治疗时，我国老年人推荐的每

日补充元素钙量为

A. 100 ～ 200mg

B. 200 ～ 300mg

C. 300 ～ 400mg

D. 400 ～ 500mg

E. 500 ～ 600mg

（164 ～ 166 题共用题干）

患者，男，57 岁。烦渴引饮，口舌干燥，烦热多汗，舌红苔薄黄，脉洪数，诊断为消渴。

164. 其证候是

A. 肺热津伤证

B. 胃热炽盛证

C. 气阴两虚证

D. 肾阴亏虚证

E. 阴阳两虚证

165. 其治疗原则是

A. 清胃泻火，养阴增液

B. 益气健脾，生津止渴

C. 清热润肺，生津止渴

D. 益气养阴，补益肝肾

E. 滋阴温阳，补肾固涩

166. 治疗应首选的方剂是

A. 消渴方

B. 玉女煎

C. 七味白术丸

D. 六味地黄丸

E. 金匮肾气丸

（167 ～ 169 题共用题干）

患者，女，65 岁，胃脘部胀痛 6 个月，加重 1 周。半年前受情志刺激后常觉胃脘部胀痛不适，嗳气，矢气痛舒，胸闷叹息，大便不畅，舌苔薄白，脉弦。

167. 其证候是

A. 肝气犯胃证

B. 脾胃虚寒证

C. 胃阴不足证

D. 寒邪客胃证

E. 痰瘀互结证

168. 其治法是

A. 清热养阴，和胃止痛

B. 补气养血，健脾和胃

C. 疏肝理气，和胃止痛

D. 温中散寒，健脾和胃

E. 化痰祛瘀，活血止痛

169. 治疗应首选的方剂是

A. 十全大补汤

B. 麦门冬汤

C. 理中汤

D. 柴胡疏肝散

E. 二陈汤合膈下逐瘀汤

（170 ～ 172 题共用题干）

患者左侧腰及下肢后外侧疼痛麻木，直腿抬高试验左侧 45°，右侧 70°，左侧腰部叩击痛（+），屈颈试验（+），趾背伸肌力减弱。X线片示：脊柱侧弯，腰椎4、5椎间隙变窄，腰椎骨质增生。

170. 其腰椎弯曲改变的方向是

A. 向前弯

B. 向后弯

C. 角状后凸

D. 向右侧弯

E. 向左侧弯

171. 腰部出现明显压痛点的部位是

A. 左侧腰 4 ～腰 5

B. 右侧腰 4 ～腰 5

C. 左侧腰 5 ～骶 1

D. 右侧腰 5 ～骶 1

E. 左侧骶 1 ～骶 2

172. 出现疼痛麻木的部位是

A. 股神经分布区

B. 阴部神经分布区

C. 肋间神经分布区

D. 肌皮神经分布区

E. 坐骨神经分布区

（173 ～ 175 题共用题干）

患者，女，76 岁。左侧口眼歪斜 20 天，20 天前突然出现左眼不能闭紧，左额纹变浅，左口角漏气，在某医院诊断为“面瘫”，经治疗病情好转，现症仍见左侧口角歪向右侧。

173. 其辨证是

A. 手阳明、手少阳经证

B. 足阳明、足太阳经证

C. 手足阳明、足厥阴经证

D. 足阳明、足太阳经筋证

E. 手足阳明、手太阳经筋证

174. 治疗除面部腧穴外，应首先考虑选用的主穴是

A. 合谷、列缺

B. 内关、外关

C. 合谷、太冲

D. 合谷、三阴交

E. 足三里、三阴交

175. 面部腧穴应采用的操作方法是

A. 透刺，平补平泻，中等刺激

B. 直针浅刺，平补平泻，轻刺激

C. 透刺，平补平泻，强刺激

D. 直刺深刺，泻法，重刺激

E. 斜刺，补法，中等刺激

A4 答 题 说 明

试题开始叙述一个以单一病人或家庭为中心的临床情景。然后提出5个相关的问题，问题之间相互独立。当病情逐渐展开时，逐步增加一些有前提的假设信息。这些信息与病例中叙述的具体病人并不一定有联系。但每题均与开始的临床情景和随后的改变有关。下面有A、B、C、D、E五个备选答案。请从中选择一个最佳答案。

（176 ～ 180 题共用题干）

患者，男，32 岁。长夏时节，起居不慎而外感，症见：身热，微恶风，汗少，头昏重胀痛，心烦口渴，小便短赤，舌苔薄黄而腻，脉濡数。

176. 其证候是

A. 风寒束表证

B. 风热犯表证

C. 暑湿伤表证

D. 气虚感冒证

E. 阴虚感冒证

177. 其治法是

A. 辛温解表

B. 滋阴解表

C. 辛凉解表

D. 清暑祛湿解表

E. 益气解表

178. 治疗应首选的方剂是

A. 藿香正气散

B. 银翘散

C. 新加香薷饮

D. 清暑益气汤

E. 竹叶石膏汤

179.（假设信息）若患者出现身重少汗恶风，应首先考虑加用的中药是

A. 黄连、青蒿

B. 藿香、佩兰

C. 麻黄、杏仁

D. 桂枝、白芍

E. 陈皮、半夏

180.（假设信息）若患者暑热偏甚，应首先考虑加用的中药是

A. 黄芩、黄连

B. 苍术、白豆蔻

C. 赤苓、猪苓

D. 银花、连翘

E. 石菖蒲、郁金

（181 ～ 185 题共用题干）

患者，男，59 岁。自感头昏目花，发作时如坐车船，旋转不定，不能站立。并伴有耳鸣如蝉、腰酸腿软，舌质红，苔薄白，脉细。

181. 中医证候是

A. 肝阳上亢

B. 痰浊上扰

C. 瘀血阻窍

D. 气血亏虚

E. 肾精不足

182. 其治法是

A. 平肝潜阳

B. 燥湿化痰

C. 活血化瘀

D. 补养气血

E. 补肾填精

183. 治疗应首选的方剂是

A. 天麻钩藤饮

B. 半夏白术天麻汤

C. 通窍活血汤

D. 归脾汤

E. 左归丸

184.（假设信息）若患者眠差，多梦，健忘，在主方的基础上加用的药物是

A. 知母、黄柏

B. 阿胶、鸡子黄
C. 仙灵脾、肉桂
D. 茯苓、泽泻
E. 白术、薏苡仁
185.（假设信息）若患者同时出现心慌、不寐等心肾不交证候，在主方基础上，应加用的中药是
A. 黄芪、党参
B. 水蛭、僵蚕
C. 阿胶、酸枣仁
D. 茯苓、猪苓
E. 银花、连翘

（186 ～ 190 题共用题干）
患者，男，45 岁。全身皮损潮红、丘疱疹 10 天，灼热瘙痒，抓破后渗液流滋，伴心烦口渴，身热不扬，大便干，小便短赤，舌红，苔薄黄，脉滑。
186. 其证候是
A. 风水泛滥证
B. 湿毒浸淫证
C. 水湿浸淫证
D. 湿热蕴肤证
E. 脾虚湿蕴证
187. 其治法是
A. 健脾祛湿止痒
B. 散风清热止痒
C. 解毒利湿止痒
D. 祛风除湿止痒
E. 清热利湿止痒
188. 治疗应首选的方剂是
A. 除湿胃苓汤
B. 龙胆泻肝汤合萆薢渗湿汤
C. 五皮饮合胃苓汤
D. 真武汤
E. 防己黄芪汤
189.（假设信息）若患者热象明显，加用的方剂是
A. 己椒苈黄丸
B. 黄连解毒汤
C. 除湿胃苓汤
D. 温脾汤
E. 参苓白术散
190.（假设信息）若患者疱疹多，破后流滋增多，可加用的中药是
A. 厚朴、苍术
B. 土茯苓、鱼腥草
C. 白茅根、赤芍
D. 白茅根、芦根
E. 草果、桂枝

（191 ～ 195 题共用题干）
患者，女，78 岁。心悸眩晕，胸闷痞满，渴不欲饮，下肢浮肿，舌淡胖，苔白滑，脉沉细而滑。
191. 其证候是
A. 阴虚火旺证
B. 水饮凌心证
C. 心血不足证
D. 心阳不振证
E. 瘀阻心脉证
192. 其治法是
A. 滋阴清火，养心安神
B. 补血养心，益气安神
C. 振奋心阳，化气利水
D. 温补心阳，安神定悸
E. 活血化瘀，理气通络
193. 治疗应首选的方剂是
A. 天王补心丹
B. 桂枝甘草龙骨牡蛎汤
C. 苓桂术甘汤
D. 归脾汤
E. 桃仁红花煎
194.（假设信息）若患者出现尿少、阵发性夜间咳喘，可合用的方剂是
A. 小青龙汤
B. 麻杏石甘汤
C. 定喘汤
D. 桑白皮汤
E. 真武汤
195.（假设信息）若患者症见咳喘、胸闷，可加用的中药是
A. 桔梗、葶苈子
B. 石膏、黄芩
C. 熟地黄、黄精
D. 柴胡、大黄
E. 巴豆、防己

（196 ～ 200 题共用题干）

患者，女，38 岁。胃脘灼热疼痛 6 天，口干而苦，口渴不欲饮，头重肢困，纳呆恶心，小便色黄，大便不畅，舌苔黄腻，脉滑数。

196. 其证候是

A. 寒邪客胃证

B. 饮食伤胃证

C. 肝气犯胃证

D. 瘀血停胃证

E. 湿热中阻证

197. 其治法是

A. 疏肝理气，和胃止痛

B. 活血化瘀，理气止痛

C. 清热化湿，理气和胃

D. 滋阴和胃，和中止痛

E. 温中健脾，和胃止痛

198. 治疗应首选的方剂是

A. 失笑散合丹参饮

B. 一贯煎合芍药甘草汤

C. 黄芪建中汤

D. 清中汤

E. 柴胡疏肝散

199.（假设信息）若兼有气滞腹胀时，可选中药

A. 厚朴、枳实

B. 人参、黄芪

C. 当归、白芍

D. 甘草、大枣

E. 蒲公英、金银花

200.（假设信息）若患者出现大便秘结不通，舌质红苔黄腻而干，可加用的中药是

A. 黄芪、党参

B. 黄连、黄柏

C. 大黄、桃仁

D. 丹参、砂仁

E. 柴胡、枳壳

（201 ～ 205 题共用题干）

患者，男，65 岁。排便不畅 5 年，平素便质虽不干结，但排出不畅，1 ～ 2 天一行，近日因家事焦虑症状加重，兼见腹中胀痛，连及两胁，嗳气，呕吐，舌淡红，苔薄腻，脉弦。

201. 其证候是

A. 肠胃积热证

B. 气机郁滞证

C. 阴寒凝滞证

D. 气血亏虚证

E. 肝郁脾虚证

202. 针灸治疗的主穴是

A. 支沟、天枢、大肠俞、下巨虚、太溪

B. 支沟、天枢、脾俞、足三里、三阴交

C. 支沟、天枢、大肠俞、上巨虚、照海

D. 支沟、天枢、胃俞、阴陵泉、上巨虚

E. 支沟、天枢、小肠俞、下巨虚、照海

203. 除主穴外，还应选用的配穴是

A. 曲池、合谷

B. 大钟、太溪

C. 三阴交、太白

D. 血海、足三里

E. 太冲、行间

204.（假设信息）若患者自行连续服用三黄片数日，大便排出困难，粪质不干，伴有四肢不温，腹中冷痛，腰膝冷痛，舌淡苔白，脉沉迟。治疗除主穴外，还应选用的配穴是

A. 大钟、照海

B. 太冲、行间

C. 三阴交、太白

D. 血海、足三里

E. 曲池、合谷

205.（假设信息）若患者四肢逆冷，脉弦紧。还可选用的操作方法是

A. 穴位埋线法

B. 电针法

C. 三棱针法

D. 温灸法

E. 皮肤针法

（206 ～ 210 题共用题干）

患者，女，30 岁。患者 1 周前午休时体位不适，颈肩部又被电扇直吹，出现颈肩僵硬疼痛，不可回顾，经按摩数次，症状有所缓解。现症见颈部僵硬不适，酸沉感明显。舌淡红，苔薄白，脉弦。

206. 中医诊断是

A. 漏肩风

B. 颈痹

C. 肘劳

D. 落枕

E. 扭伤

207. 针灸治疗的主穴是

A. 天柱、肩髎、肩贞、阳陵泉

B. 天柱、后溪、中渚、足临泣

C. 曲池、肝俞、小海、合谷

D. 夹脊、足三里、太冲、合谷

E. 风池、膈俞、气海、外关

208. 若采用皮肤针法治疗，其操作是

A. 颈肩部小肠经、大肠经、三焦经、胆经循行部位叩刺，至皮肤潮红

B. 项背部小肠经、大肠经、三焦经、胆经循行部位叩刺，至皮肤渗血

C. 颈肩部胃经、小肠经、大肠经、三焦经循行部位叩刺，至皮肤潮红

D. 肩背部督脉、膀胱经、大肠经、胆经循行部位叩刺，至皮肤渗血

E. 项背部督脉、膀胱经、小肠经、胆经循行部位叩刺，至皮肤渗血

209.（假设信息）若复感寒邪，疼痛加剧，以颈项疼为主，治疗除主穴外，还应选用的配穴是

A. 养老、昆仑

B. 肩井、外关

C. 合谷、曲池

D. 列缺、阳陵泉

E. 太冲、申脉

210.（假设信息）若反复出现类似症状，则应首先考虑的诊断是

A. 颈椎病

B. 颈部扭伤

C. 痹证

D. 风湿病

E. 肩周炎

C 答题说明

案例分析题是一种模拟临床情境的串型不定项选择题，用以考查考生在实践工作中所应该具备的技能、思维方式和对已有医学知识的综合应用能力。试题由一个病例和多个问题组成，问题不少于3个，每个问题的选项不少于6个，正确答案可以是一个或多个。

（211～215题共用题干）

患者，女，46岁。反复皮肤青紫斑块、月经量多9个月。患者9个月前无明显诱因出现皮肤青紫斑块，大小不等，以双下肢为主，月经量多，经多项实验室检查诊断为“原发性血小板减少性紫癜”，多种药物治疗疗效不显，前来求诊。现症：面色苍白，爪甲不荣，神疲乏力，头晕目眩，双下肢、上肢多处青紫斑块，此次月经已行经23天，血量多，血色淡红，舌淡苔白有齿印，脉细弱。

211. 中医诊断考虑是

A. 虚劳

B. 崩漏

C. 肺痨

D. 癌病

E. 血证

F. 紫斑

G. 丹毒

H. 葡萄疫

212. 若平素查为脾肾不足证，可能出现的临床表现是

A. 失眠多梦

B. 腰膝酸软，头晕耳鸣

C. 心慌气短，口唇干燥

D. 四肢欠温，形寒肢冷

E. 饮食减少，精神不振

F. 舌淡红，脉细弱

G. 舌红苔少，脉细无力

H. 口苦咽干，烦热多汗

213. 此阶段的证候是

A. 肺气不足证

B. 心血不足证

C. 脾气不足证

D. 中气下陷证

E. 气不摄血证

F. 气血不足证

G. 阴血亏虚证

H. 肝肾阴虚证

214. 患者在治疗过程中又出现不欲饮食，面色萎黄，肢体倦怠乏力，下肢浮肿，压之凹陷不易恢复，小便短少，舌质淡，苔白滑，脉沉弱。此阶段合并的病症是

A. 虚劳

B. 水肿

C. 癃闭

D. 癌病
E. 痿证
F. 阴水
215. 此时可采用的治法是
A. 益气活血
B. 宣肺利水
C. 利尿通淋
D. 健脾益气
E. 消食开胃
F. 利水消肿
G. 益气温阳

（216 ～ 220 题共用题干）
患者，男性，60 岁。1 小时前患者晨练时突然仆倒，不省人事，二便失禁，家人赶至后送医院急诊，入院时患者面色苍白，神志转清，呼之可应，但不能作答，四肢发凉活动差，汗湿衣襟。既往有高血压、冠心病病史。
216. 应考虑的中医诊断是
A. 中风
B. 虚劳
C. 癫痫
D. 痉证
E. 胸痹
F. 消渴
G. 厥证
217. 若辨患者为风痰闭阻证，可能出现的临床表现是
A. 四肢困倦，神疲乏力
B. 头昏眩晕，头重如裹
C. 胸闷恶心，食少痰多
D. 咳痰不爽，便秘溲黄
E. 苔白腻，脉弦滑
F. 苔黄腻，脉弦滑而数
218. 针对该患者采用的中医治法是
A. 豁痰
B. 重镇潜阳
C. 开窍
D. 平肝化痰
E. 止抽搐
F. 醒神
G. 益气养血
219. 针对该患者可选用的方剂是
A. 大补阴丸
B. 知柏地黄丸
C. 左归丸
D. 养心汤
E. 天王补心丹
F. 当归六黄汤
220. 治疗可加减选用的药物是
A. 生龙骨
B. 钩藤
C. 生铁落
D. 天麻
E. 石菖蒲
F. 胆南星

（221 ～ 225 题共用题干）
患者，男，56 岁。咳喘反复发作 3 年，现咳逆喘满不得卧，痰白量多质黏，舌质淡苔白腻，脉滑。
221. 其中医诊断是
A. 实喘
B. 虚喘
C. 喘脱
D. 肺虚证
E. 表寒肺热证
F. 痰浊阻肺证
222. 其治法是
A. 解表清里
B. 祛痰降逆
C. 宣肺平喘
D. 开郁降气
E. 补益肺气
F. 扶阳固脱
223. 治疗选用的方剂是
A. 麻杏石甘汤
B. 补肺汤
C. 二陈汤
D. 三子养亲汤
E. 麻黄汤
F. 桂枝汤
224. 此时发病的主要部位是
A. 肺
B. 肝
C. 心
D. 脾
E. 肾

F. 大肠
G. 心包
225. 治疗可选用的方剂是
A. 参蛤散
B. 己椒苈黄丸
C. 金匮肾气丸
D. 苓甘五味姜辛汤
E. 防己黄芪汤
F. 血府逐瘀汤

（226 ～ 230 题共用题干）
患者，女，42 岁。咳嗽伴痰中带血，口干鼻燥，身热，舌质红，苔薄黄少津，脉数。
226. 其证候诊断是
A. 燥热伤肺证
B. 痰湿蕴肺证
C. 阴虚毒热证
D. 气阴两虚证
E. 热迫血行证
F. 肝郁气滞证
227. 若患者平素肢冷畏寒，胃脘冷痛，大便稀溏。应选用的中药是
A. 黄芪，党参
B. 太子参，白术
C. 女贞子，旱莲草
D. 生地黄，熟地黄
E. 川贝母，山慈菇
F. 大黄，虎杖
228. 若患者突然出现咯血量多，气随血脱，症见面色疮白，四肢厥冷，汗出，脉微。可选用的方剂是
A. 参附龙牡汤合黑锡丹
B. 独参汤
C. 回阳救逆汤
D. 回阳解毒汤
E. 通脉四逆汤
F. 黄连解毒汤
229. 若经过治疗，患者咳嗽带血情况减少，精神转好；患者平时生活应注意的事项是
A. 避免暴饮暴食
B. 避免饮酒
C. 避免情志过激
D. 避免房事
E. 避免辛辣刺激性食品
F. 避免工作
230. 若患者突然再次出现咳嗽带血，胸闷气憋，面色青紫。此时的处理原则是
A. 立即转运患者至急诊处置
B. 进一步明确诊断
C. 及时开通气道
D. 密切观察患者生命体征
E. 保守治疗
F. 立即拍背

（231 ～ 235 题共用题干）
患者，女，49 岁。左肩经常性酸痛，影响穿脱衣服、梳头、洗脸等动作。肩关节周围有广泛性压痛，患肩各个方向运动均有不同程度障碍，夜痛明显，X 线片检查可见骨质疏松，肌腱、韧带不同程度钙化。
231. 该疾病的发展过程分期是
A. 炎症期
B. 粘连期
C. 水肿期
D. 肌肉萎缩期
E. 渗出期
F. 恢复期
232. 其治疗原则是
A. 初期舒筋活血，通络止痛
B. 中期松解粘连，滑利关节
C. 初期消肿止痛，疏通经络
D. 后期促进功能恢复
E. 后期益气活血，平衡阴阳
F. 中期理筋通络，滑利关节
233. 肩袖的肌肉组成是
A. 冈上肌
B. 前锯肌
C. 肩胛下肌
D. 大圆肌
E. 小圆肌
F. 三角肌
234. 萎缩显著的肌肉是
A. 肱二头肌
B. 三角肌
C. 肱三头肌
D. 冈下肌
E. 冈上肌

F. 大圆肌

235. 该患者适宜的功能锻炼方法是

A. 健臂摸高

B. 背后拉手

C. 扶墙压肩

D. 健臂环转

E. 平板支撑

F. 仰卧起坐

（236 ～ 240 题共用题干）

患者，女，72 岁。反复发作喘息多年。近日正当哮喘发作期。

236. 针灸治疗哮喘实证应取的腧穴是

A. 列缺

B. 尺泽

C. 中府

D. 大肠俞

E. 肾俞

F. 膀胱俞

237. 针灸治疗哮喘虚证应取的腧穴是

A. 肺俞、膏肓、肾俞

B. 阴谷、关元

C. 定喘、太渊、太溪

D. 大椎、曲池

E. 阳陵泉、三阴交

F. 中府、列缺

238. 哮喘实证应取的配穴是

A. 风寒加合谷、风门

B. 风寒加大椎、曲池

C. 痰热加曲池、丰隆

D. 喘甚加天突、廉泉

E. 气短汗出加气海、足三里

F. 肾气不足加阴谷、太溪

239. 哮喘实证的临床表现为

A. 病程短

B. 哮喘声高气粗

C. 呼气浅，深吸为快

D. 气息短促

E. 脉象有力

F. 呼多吸少

240. 若在三伏天进行贴敷治疗，应取的主穴为

A. 肾俞

B. 膻中

C. 膏肓

D. 大肠俞

E. 中脘

F. 丰隆

微信扫码
在线试题
配套答案